Te amo!

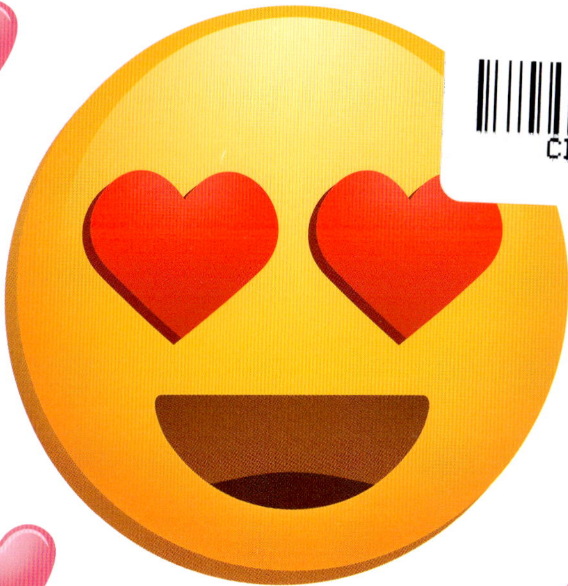

PAULA RAMOS

editora Original

Diretor editorial
Marcelo Duarte

Diretora comercial
Patth Pachas

Diretora de projetos especiais
Tatiana Fulas

Coordenadora editorial
Vanessa Sayuri Sawada

Assistente editorial
Olívia Tavares

Projeto gráfico, diagramação e capa
Vanessa Sayuri Sawada

Impressão
Corprint

CIP – BRASIL. CATALOGAÇÃO NA FONTE
SINDICATO NACIONAL DOS EDITORES DE LIVROS, RJ

Ramos, Paula
Te amo!/ Paula Ramos. – 1. ed. – São Paulo: Original, 2017. 40 pp.

ISBN: 978-85-62900-36-5

1. Ficção brasileira. I. Título.

17-40481 CDD: 869.3
CDU: 821.134.3(81)-3

2017

Rua Henrique Schaumann, 286, cj. 41
05413-010 – São Paulo – SP
Tel./Fax: (11) 3088-8444
edoriginal@pandabooks.com.br
www.pandabooks.com.br
Visite nosso Facebook, Instagram e Twitter.

"Tudo o que sabemos de amor é
que o amor é tudo que existe."
– Emily Dickinson

AINDA ME LEMBRO
DA PRIMEIRA VEZ
EM QUE VI VOCÊ.

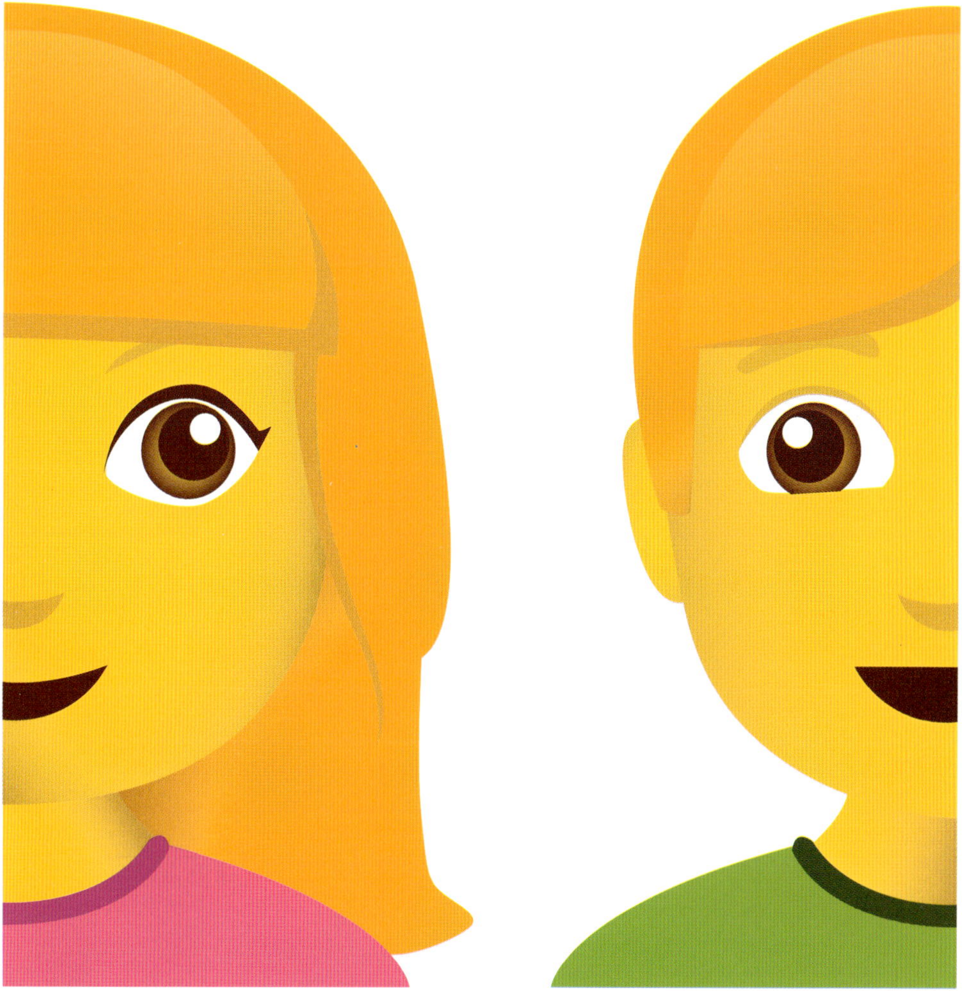

MEU FICOU ACELERADO,

A BOCA SECA,

AS MÃOS TRÊMULAS...

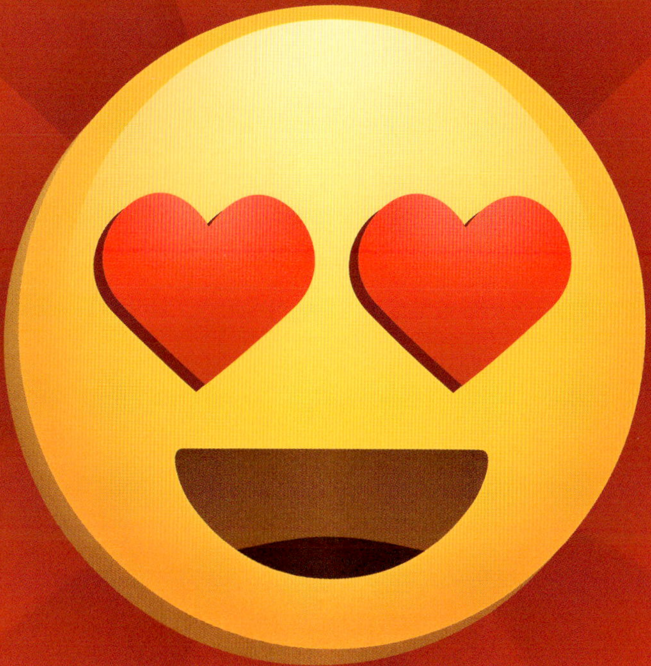

FOI AMOR À PRIMEIRA VISTA!

NO COMEÇO,
FIQUEI COM MEDO.
NÃO SABIA SE VOCÊ
ME QUERIA TAMBÉM.

E SE VOCÊ GOSTASSE DE OUTRA PESSOA?

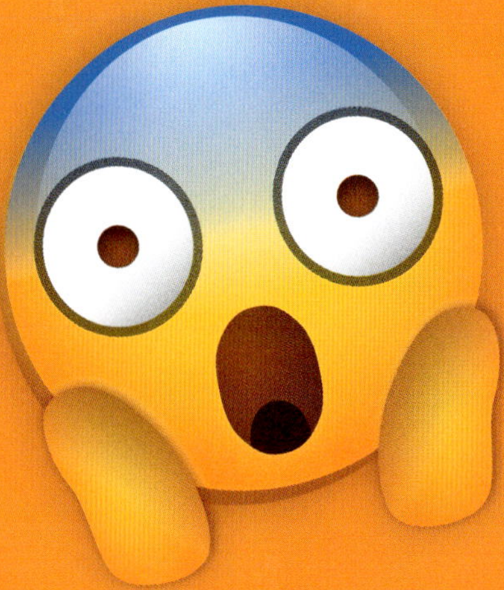

E SE VOCÊ NÃO GOSTASSE DE MIM?

ATÉ PENSEI
EM DESISTIR.

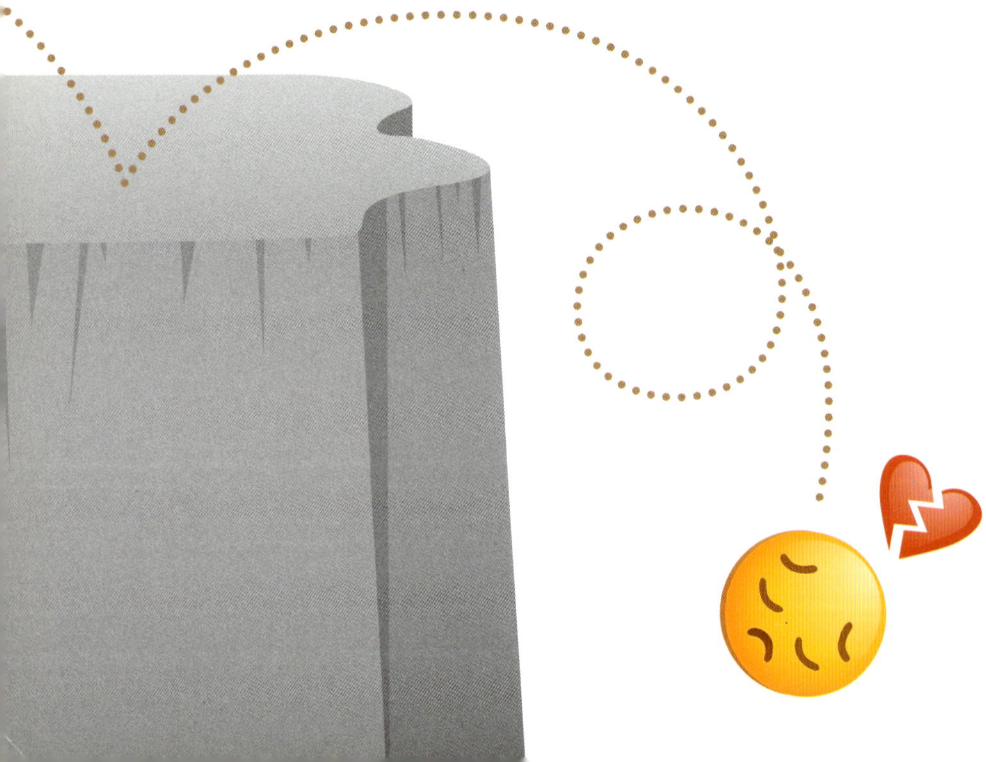

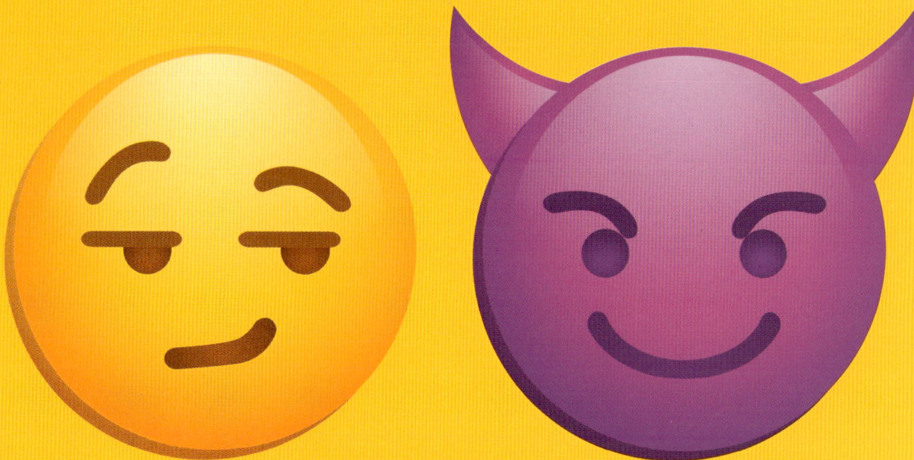

MAS AÍ VOCÊ ME
OLHOU DE UM JEITO...

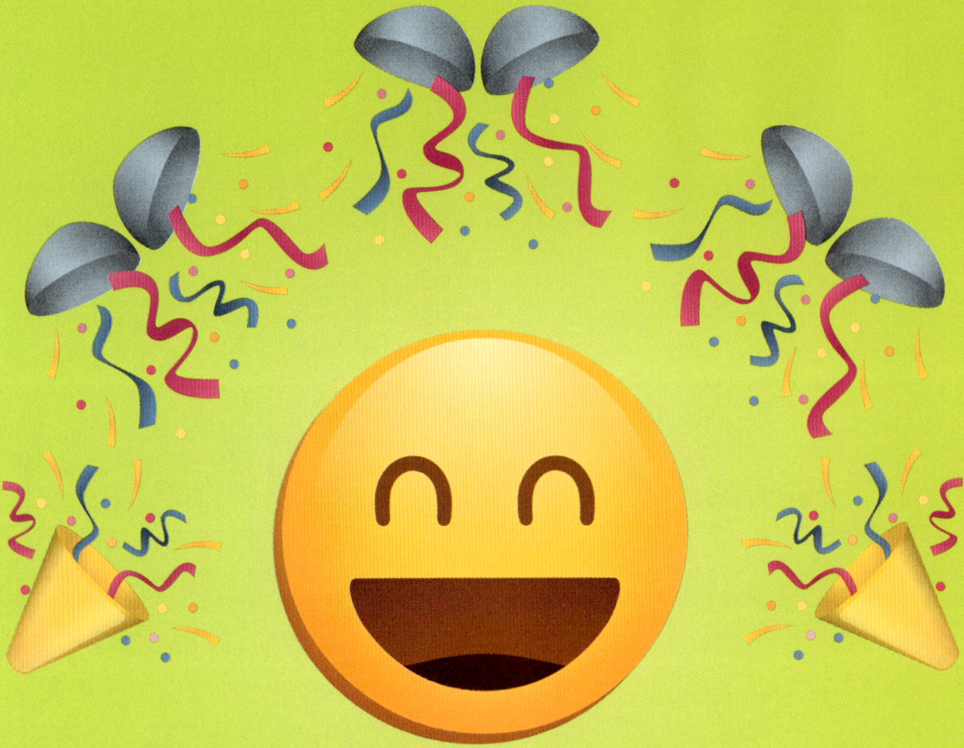

QUE ALEGRIA QUANDO
VOCÊ CONFESSOU QUE
SENTIA O MESMO POR MIM!

PARECE TRUQUE DO DESTINO. AFINAL, FORMAMOS UM BELO PAR.

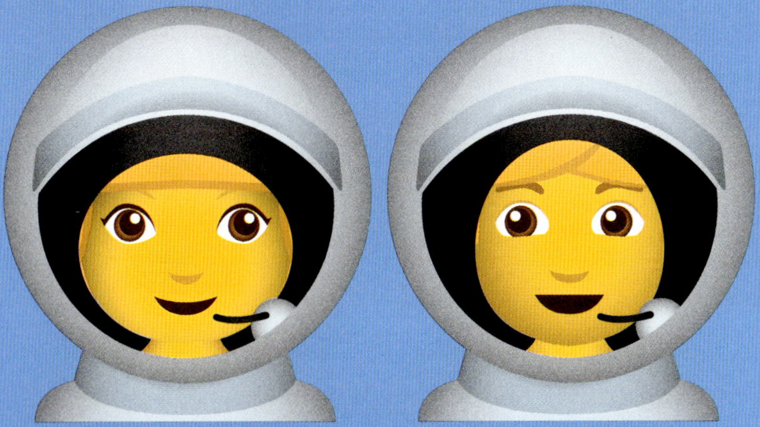

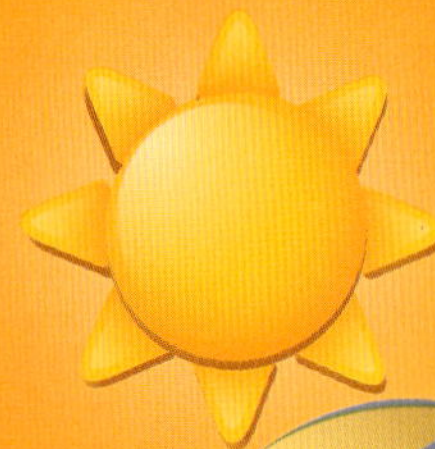

IMPOSSÍVEL
ESQUECER OS
NOSSOS BONS
MOMENTOS...

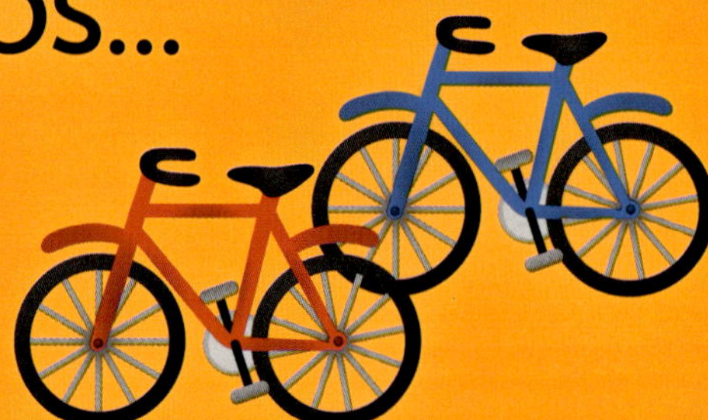

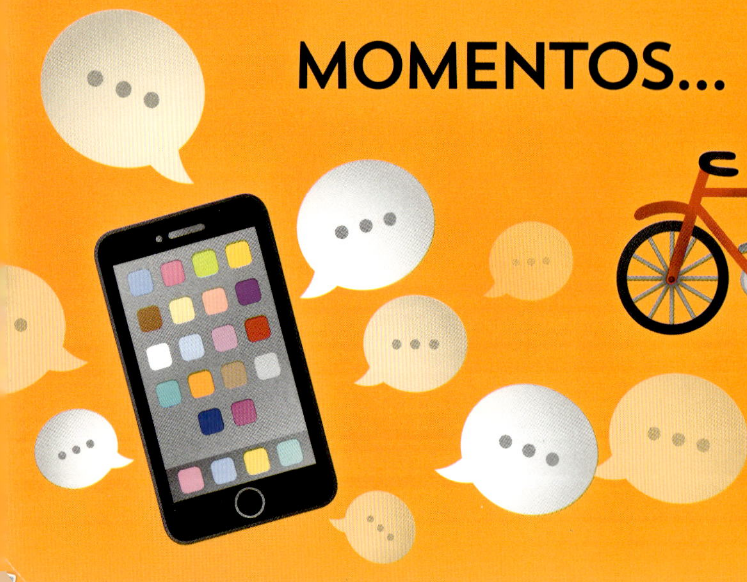

O NOSSO
AMOR DARIA
UM FILME.

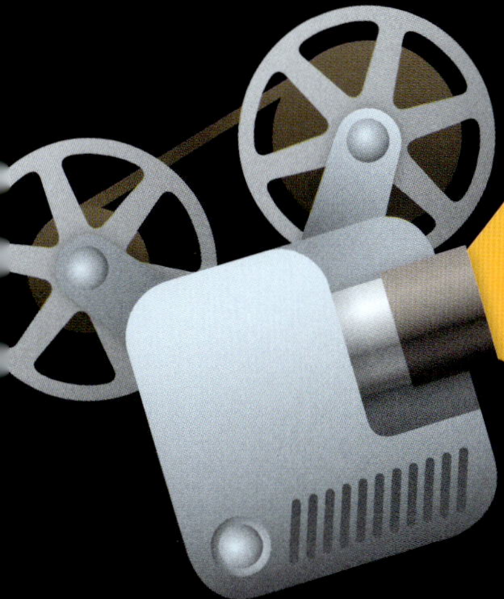

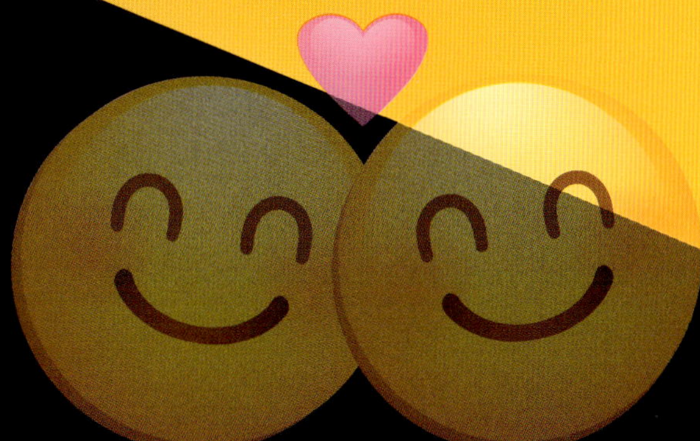

O NOSSO PRIMEIRO

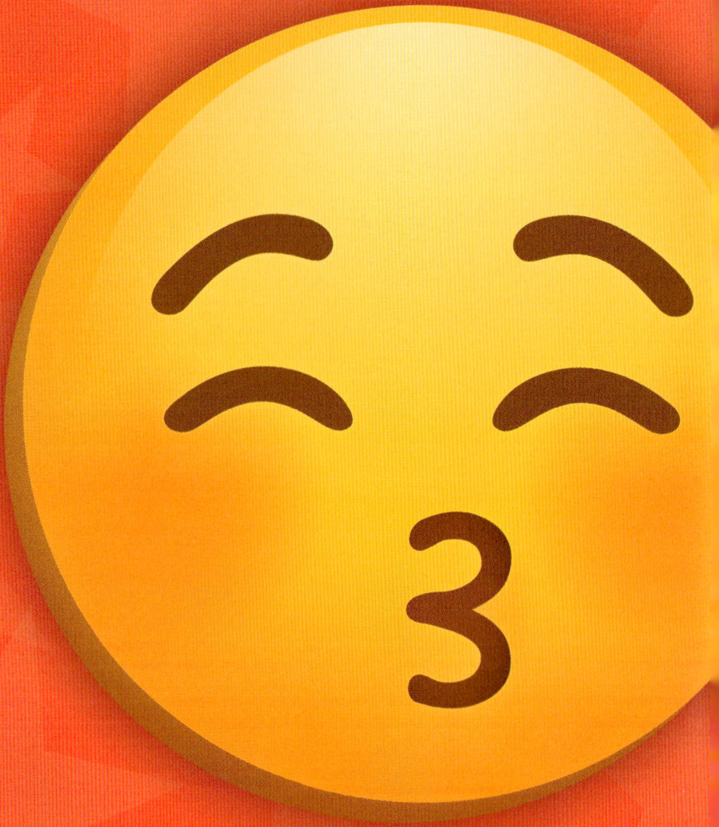

BEIJO FOI MÁGICO.

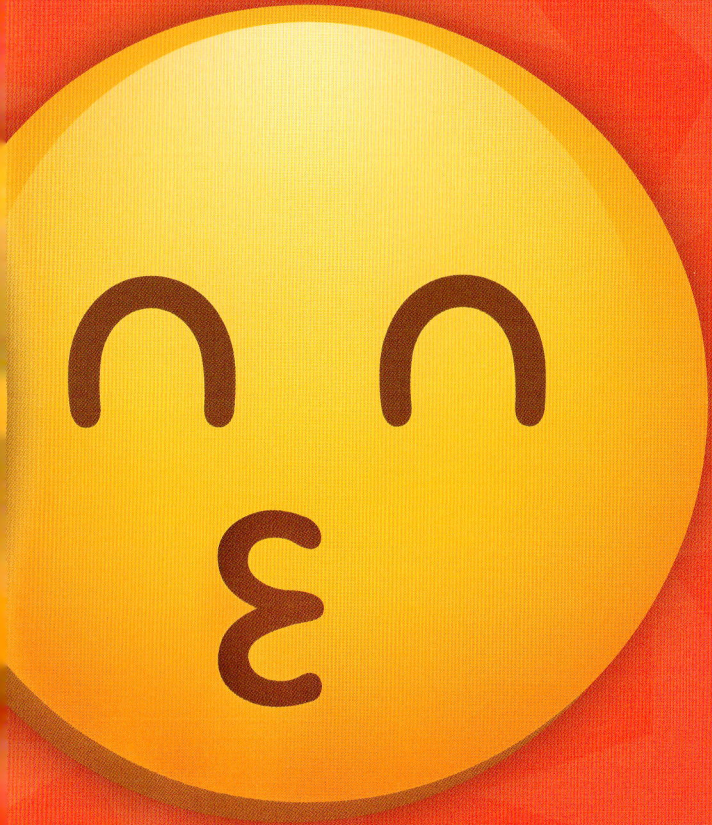

FOI TÃO GOSTOSO
QUE DEU ATÉ FRIO
NA BARRIGA...

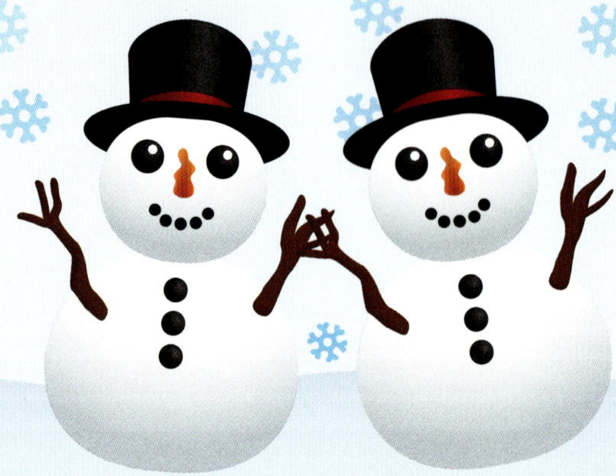

... E VONTADE DE REPETIR. SEMPRE.

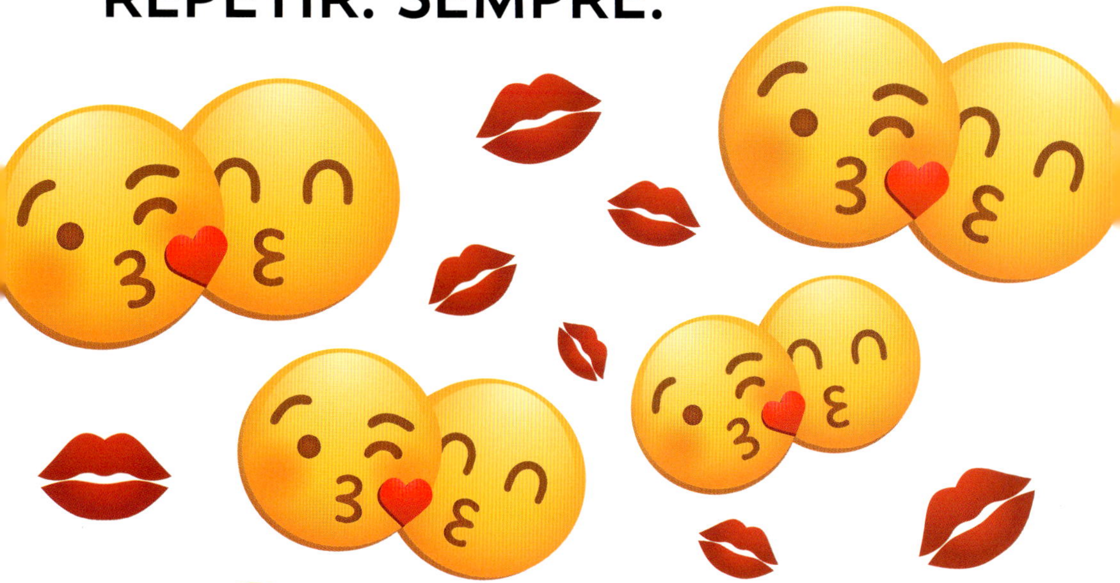

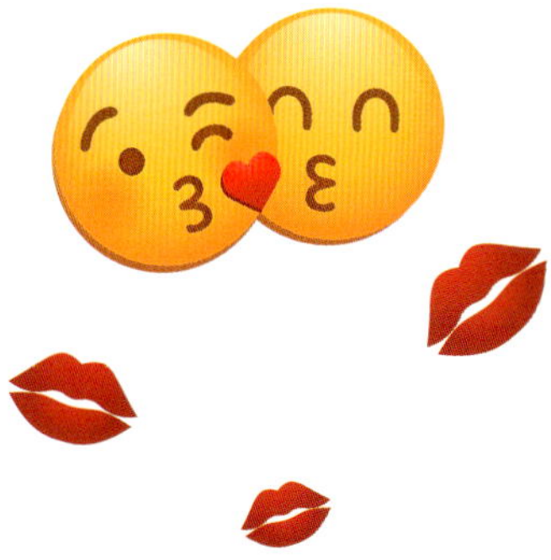

FICAR COM VOCÊ É TÃO BOM!

ATÉ AS COISAS MAIS
SIMPLES TÊM UM
SABOR ESPECIAL
AO SEU LADO.

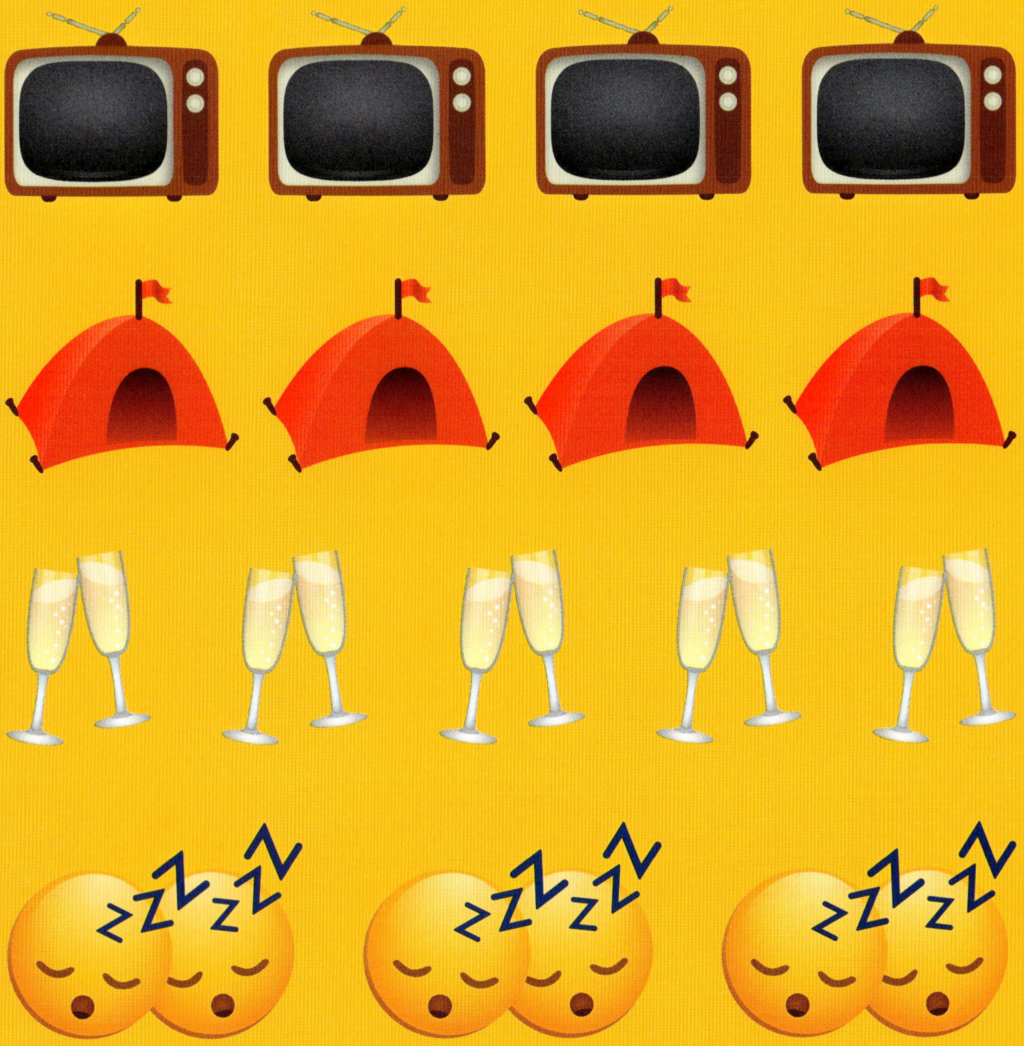

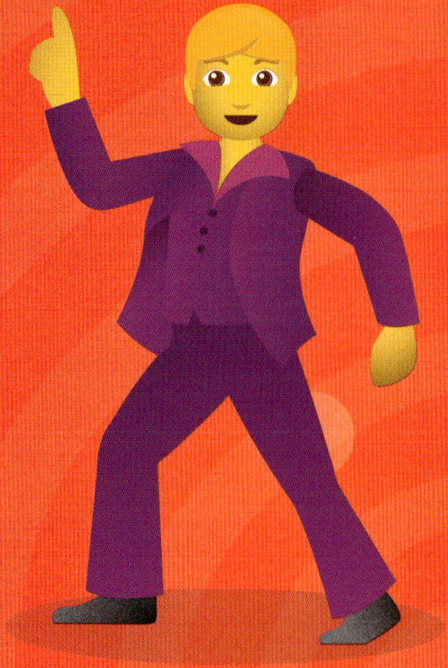

POR VOCÊ, FAÇO
QUALQUER LOUCURA.

VAMOS CONHECER O MUNDO!

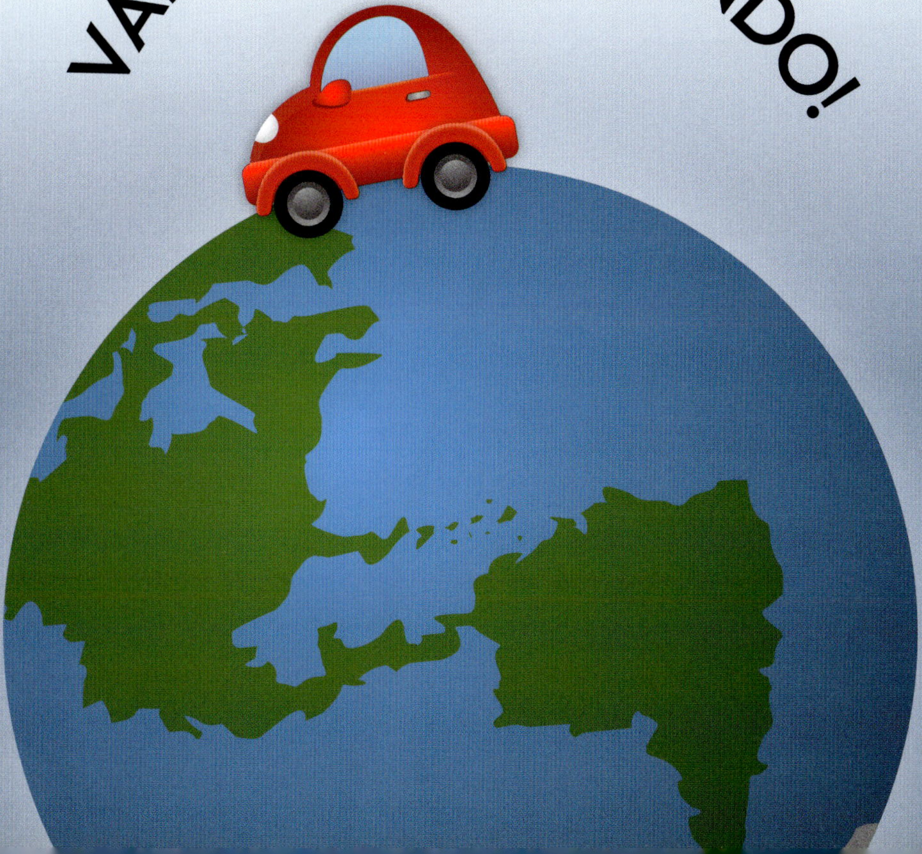

VISITAR TODOS OS DESTINOS DOS NOSSOS SONHOS

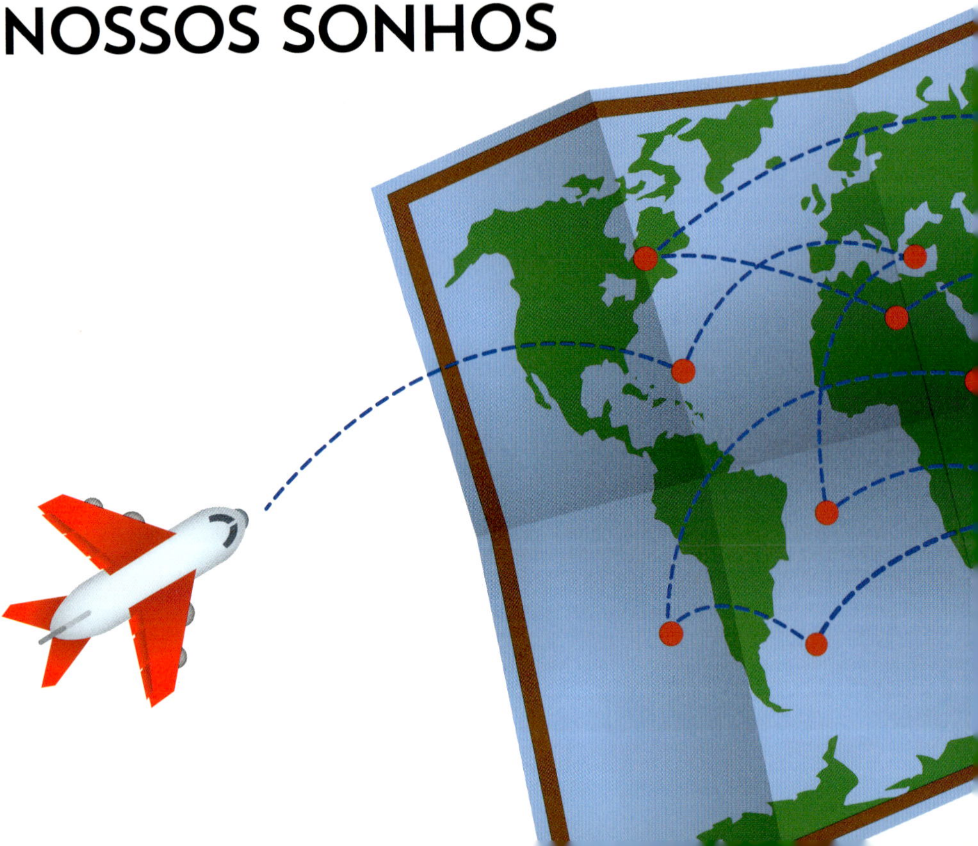

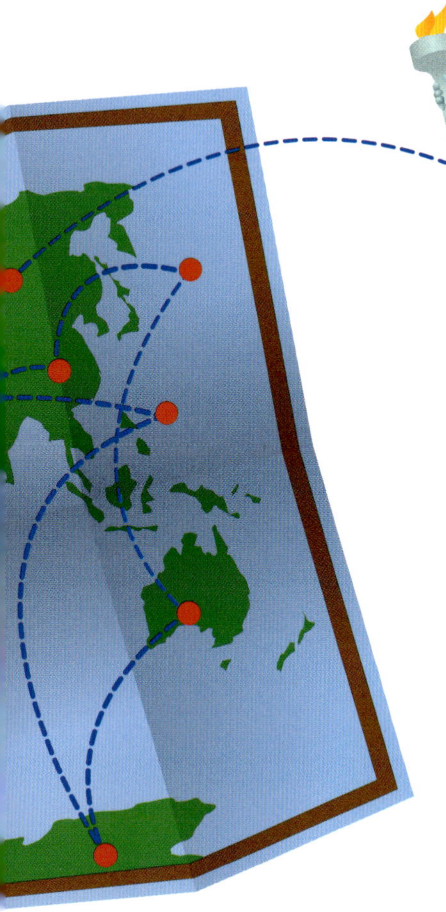

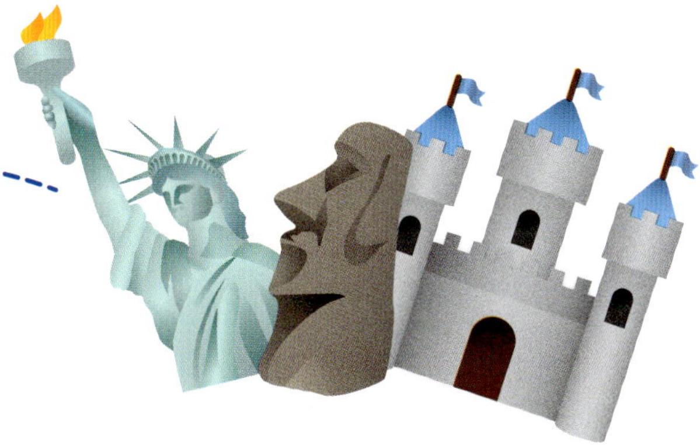

E PERCORRER
CAMINHOS
INEXPLORADOS.

AMAR É ENXERGAR TODAS AS QUALIDADES QUE AS PESSOAS NEM DESCONFIAM QUE VOCÊ TEM!

É CLARO QUE TAMBÉM DESCOBRIMOS ALGUNS DEFEITINHOS...

MAS QUER SABER? TUDO BEM!

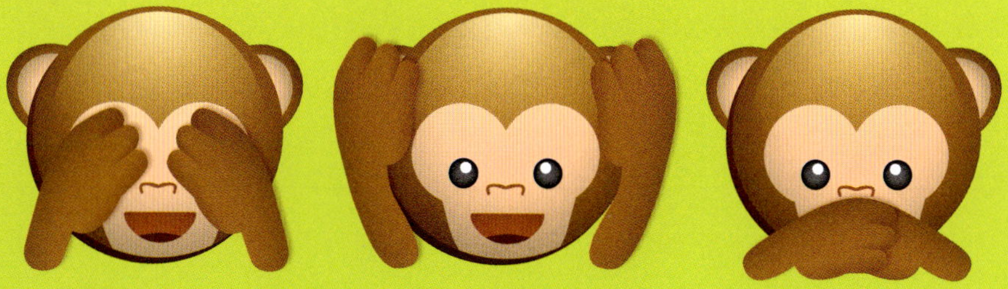

QUERO TANTO FICAR
COM VOCÊ! ENVELHECER
AO SEU LADO...

EU SEI QUE NÃO SERÁ
SEMPRE PERFEITO,
MAS NOSSO AMOR É
PARA A VIDA INTEIRA!

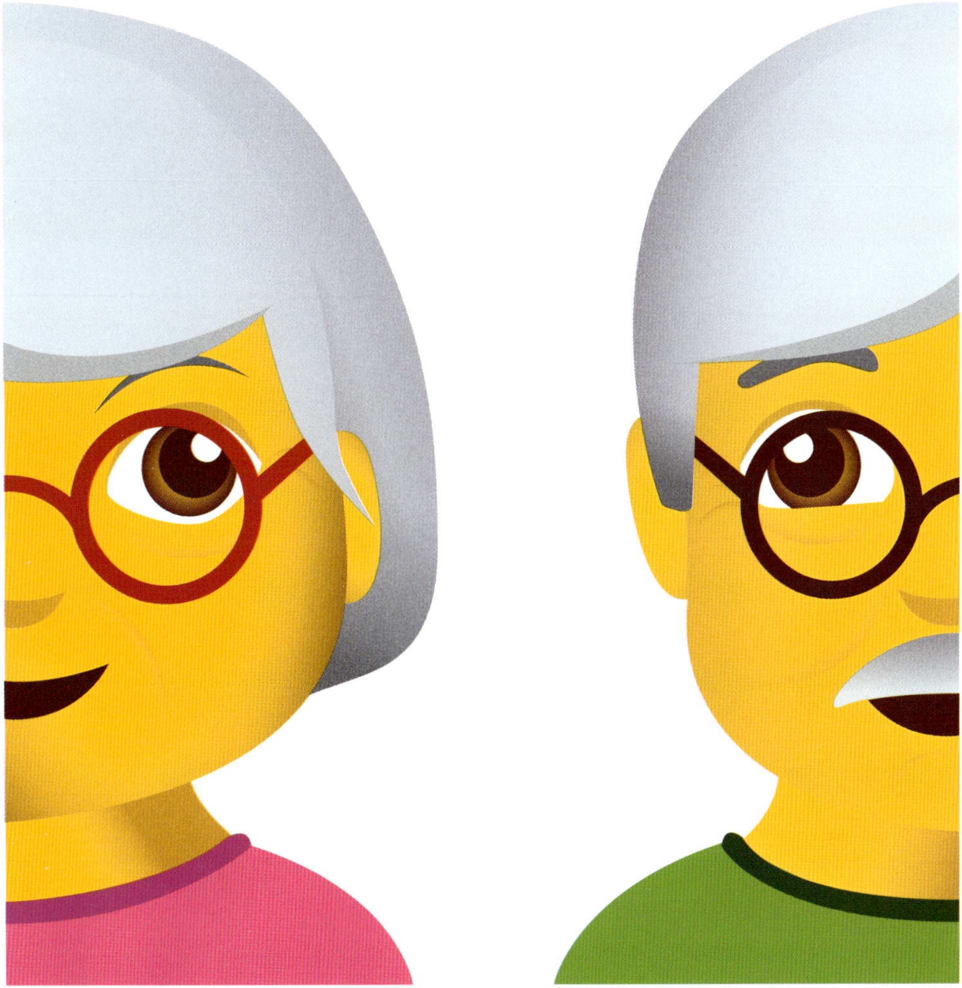

NEM TUDO É FELICIDADE...

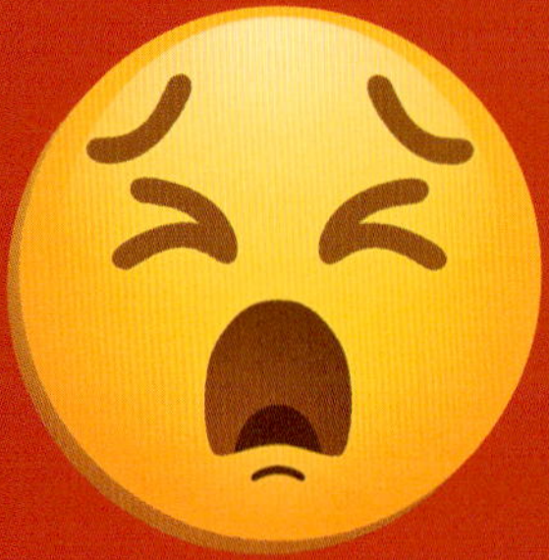

MAS ISSO ACONTECE COM TODO MUNDO.

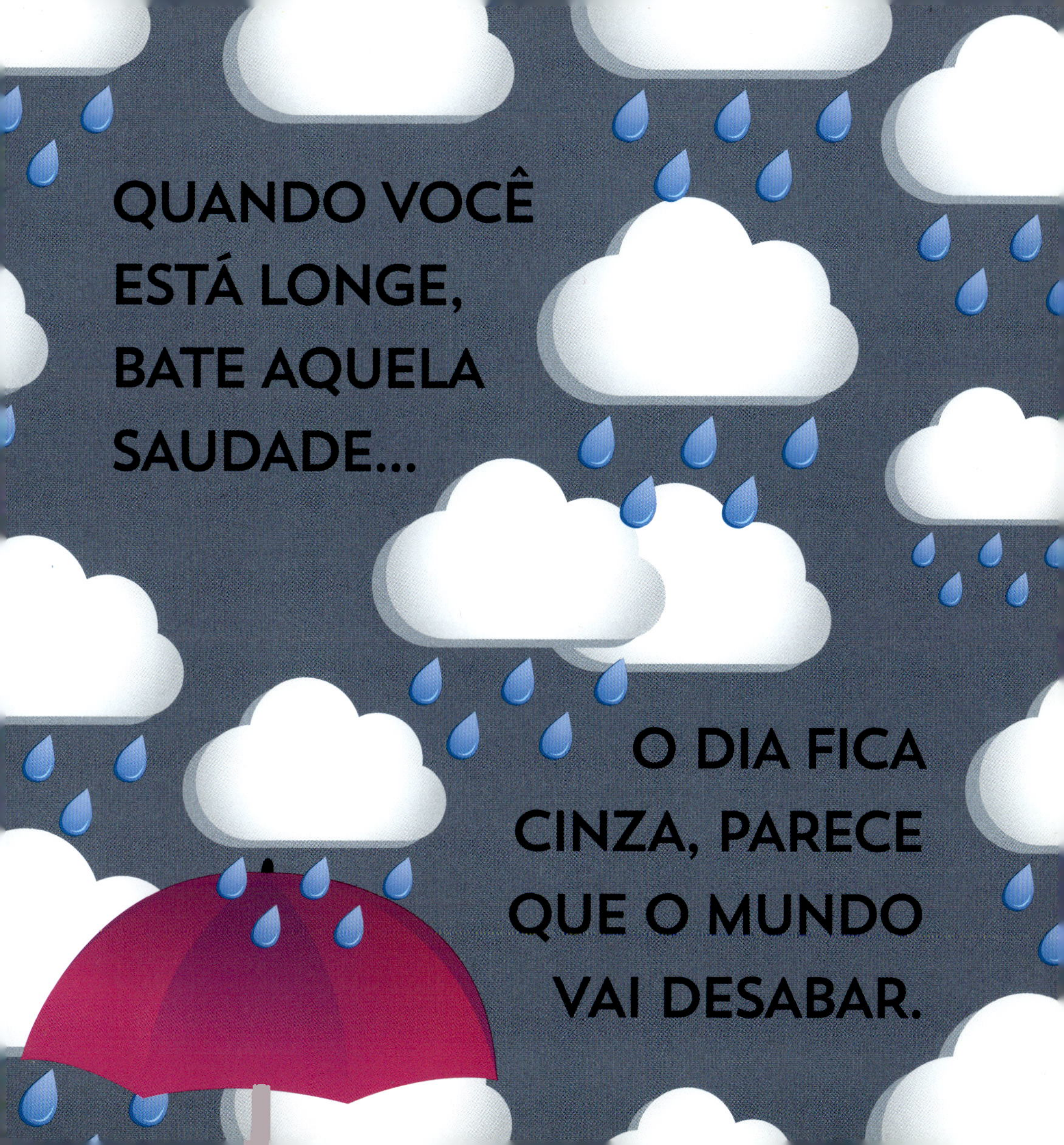

QUANDO VOCÊ
ESTÁ LONGE,
BATE AQUELA
SAUDADE...

O DIA FICA
CINZA, PARECE
QUE O MUNDO
VAI DESABAR.

E FICO CONTANDO OS SEGUNDOS PARA VER VOCÊ DE NOVO.

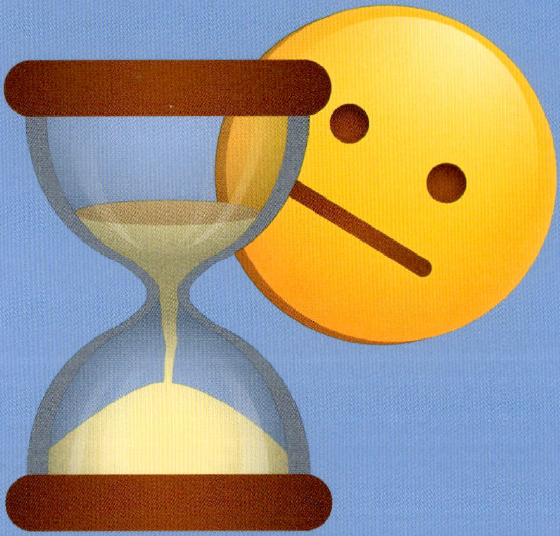

É VERDADE QUE TEMOS NOSSAS BRIGUINHAS.

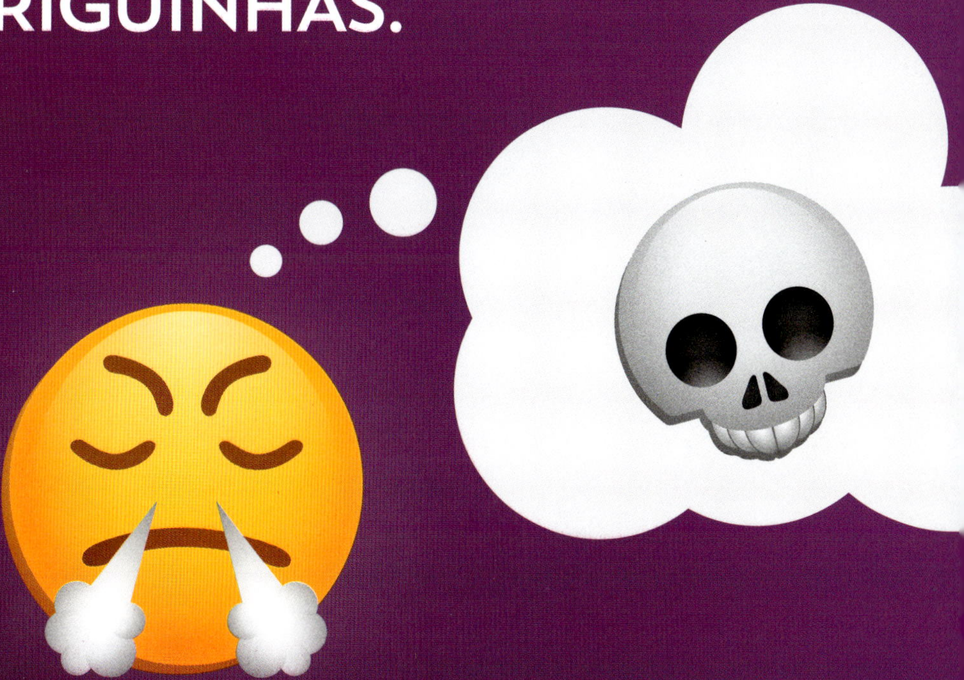

CADA UM
VAI PARA O
SEU CANTO.

E QUE
CANTO MAIS
SOLITÁRIO!

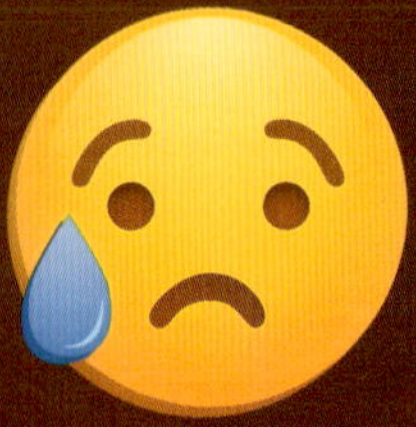

É TÃO BOM QUANDO FAZEMOS AS PAZES!

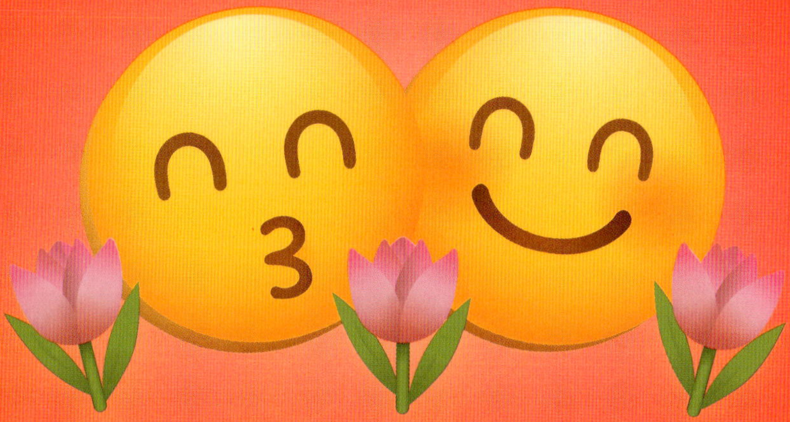

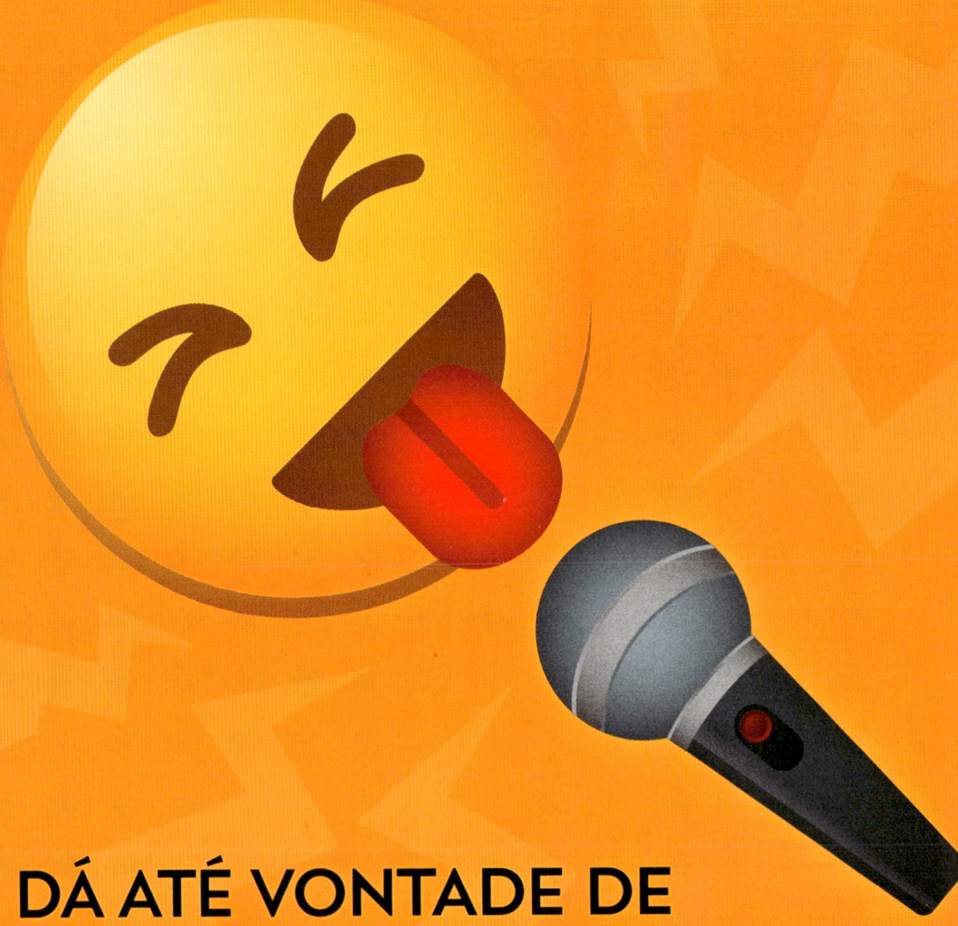

DÁ ATÉ VONTADE DE
SAIR CANTANDO POR AÍ...

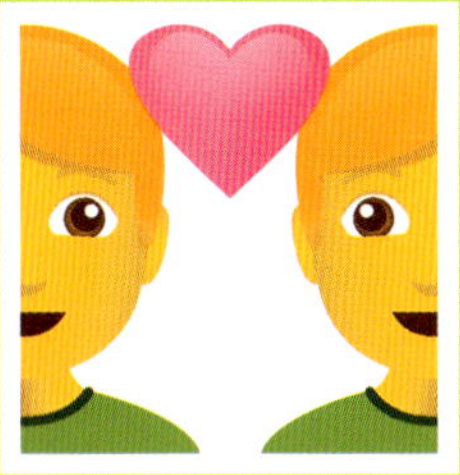

TODOS DIZEM
QUE SOMOS
O CASAL
PERFEITO.

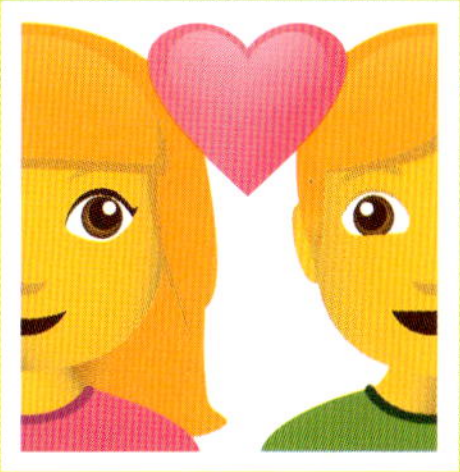

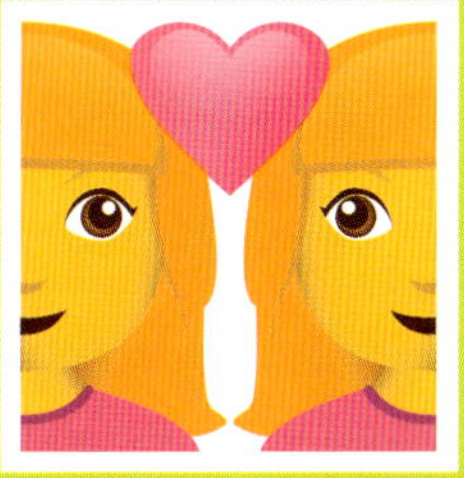

QUERO VOCÊ
SEMPRE AO
MEU LADO.

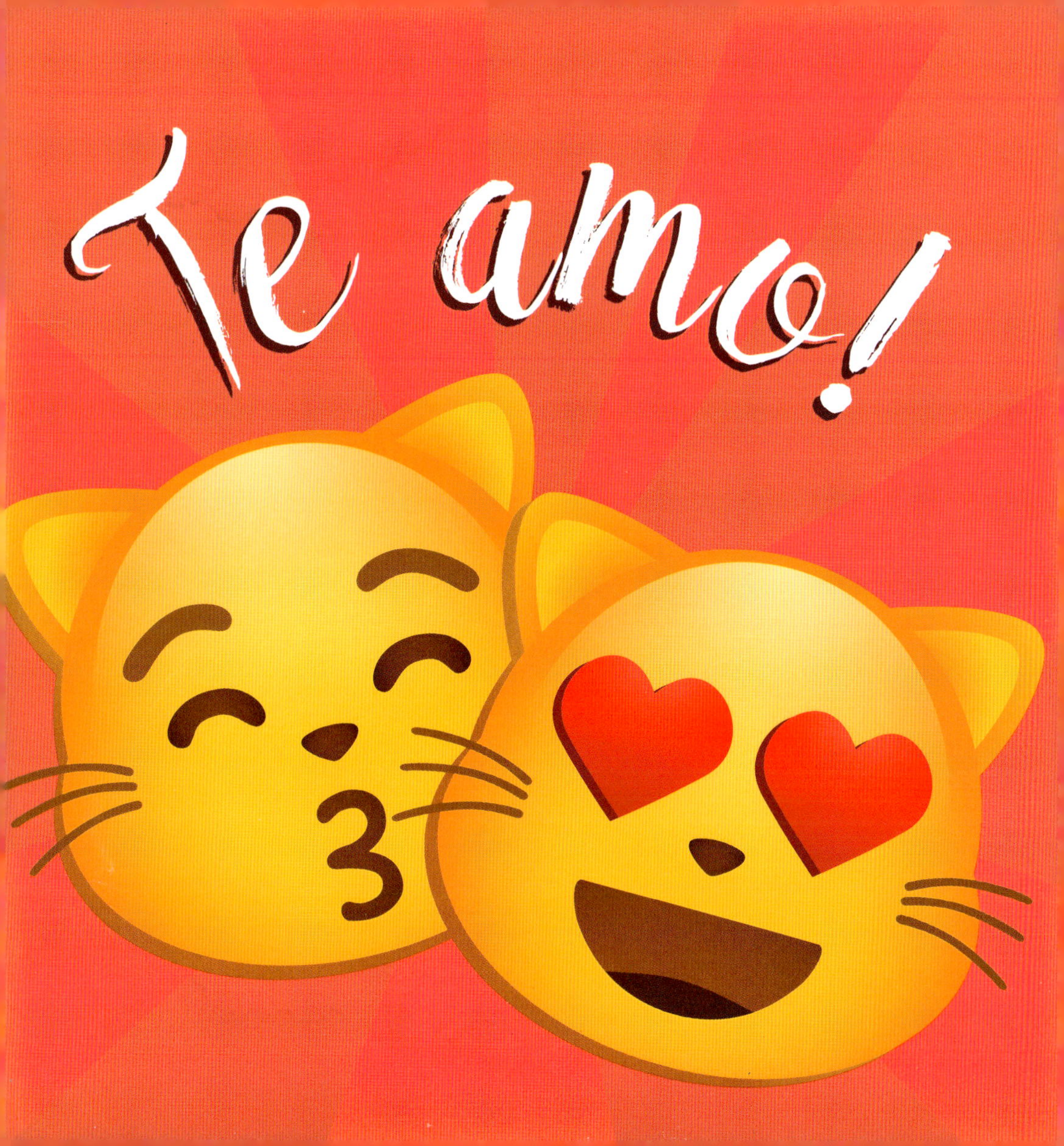
Te amo!